L'hypnose Conversationnelle

Briare Hypnose

Partenaire éditorial © Amazon LTD
contact : cabinet@briarehypnose.fr
Copyright © Briare Hypnose 2017
Tous les droits réservés
ISBN-13: 978-1979250979
ISBN-10: 1979250979
Édition 2017

L'hypnose Conversationnelle

Briare Hypnose

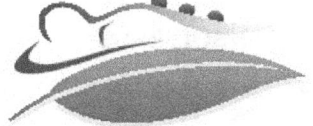

http://www.briarehypnose.fr – tous droits réservés

SOMMAIRE

BONJOUR

LES PROCÈDES D'ÉCRITURE HYPNOTIQUE

LE POINT DE DÉPART

LE STYLE CONVERSATIONNEL

LES BASES DE L'HYPNOSE CONVERSATIONNELLE

L'HYPNOSE CONVERSATIONNELLE EN PRATIQUE

LES CANAUX SENSORIELS

HISTOIRES ET MÉTAPHORES

LES TECHNIQUES AVANCÉES

L'HYPNOSE SANS HYPNOSE

BONJOUR

L'hypnose fascine. Car elle est tout à la fois, spectacle, sectarisme et thérapie. Beaucoup en parlent, mais si peu la maîtrise réellement. L'hypnose a des applications dans l'hôpital, dans l'espace, dans le renseignement, mais aussi chez les grands orateurs.

J'écris ces guides dans la perspective de donner des outils simples et pratiques à toutes les personnes qui pratiquent l'hypnose, la communication et l'auto-hypnose.

J'ai suivi un cursus de formation complet, et je poursuis en formation continue. Mais dès mon installation comme hypnothérapeute, je me suis trouvé désemparé. Ma vocation était d'utiliser l'hypnose afin de soulager les gens. Je confesse que mes premiers clients en 2002 furent des cobayes.

Pourquoi ?

Très souvent les animateurs en formation n'ont jamais pratiqué en cabinet et n'ont jamais travaillé avec de vrais clients : la pratique reste de l'hypnose entre-soi. Je suis sorti avec un beau diplôme mais avec aucune expérience. J'ai continué ma formation avec de la supervision : c'est une pratique qui consiste entre professionnel en exercice à échanger sur des cas client. Je me suis forgé mon expérience au fil des ans, et je pense utile aujourd'hui de proposer un fil conducteur qui fera gagner un temps précieux à tous les pratiquants en hypnose.

L'hypnose est une pratique visant par le biais seul de l'esprit, à créer un impact psychologique et physiologique qui soigne et qui aide. C'est un choix thérapeutique par la méthode du subliminal. Le travail s'effectue en état de conscience modifié afin de mobiliser les ressources profondes de l'inconscient. De nombreux savants sur la toile vous donneront une mine d'information très riche quant à la théorie - de la genèse aux futures évolutions -. Permettez-moi de m'en tenir à un choix, celui de la simplicité. Car l'inconscient a un net avantage sur le conscient : la théorie ne l'intéresse pas.

Le plus délicat en hypnose n'est pas la boîte à outils, d'ailleurs tous les auteurs vous proposent des listes à la Jacques Prévert. Mais quel outil vais-je choisir ? Pour quoi faire ? Comment l'adapter complètement à l'objectif ?

Seule une technique permet de répondre positivement : l'hypnose conversationnelle qui permet de maîtriser l'anamnèse.

L'anamnèse, retrace l'historique de la plainte actuelle du patient, et donc de son besoin, qui nous y reviendront est parfois très bien dissimulé. L'anamnèse doit permettre de connaître histoire du sujet. L'anamnèse est le fait de recouvrer l'origine de la plainte du sujet. Le vrai motif de la consultation est un élément clé de l'anamnèse. En auto-hypnose - le pourquoi - est un élément clé indispensable.

Vous allez apprendre à communiquer en langage hypnotique. À l'école n'avez-vous pas débuté par l'apprentissage de l'alphabet ?

LES PROCÉDES D'ÉCRITURE HYPNOTIQUE

Nous disions donc, qu'il vous faut apprendre l'alphabet hypnotique, pour lire le langage hypnotique, et à votre tour, pour l'utiliser dans vos propres scripts.

Nous avons besoin de mettre en relief des mots et d'utiliser des constructions de phrase propres à l'hypnose.

Les mots écrits *en gras* utilisent la technique du *saupoudrage*. Lors de votre rencontre avec un mot écrit en gras, il faudra *mettre l'accent dessus* et *changer* de *tonalité* et de *hauteur de voix*.

Les phrases *en italiques* sont des *inducteurs de transe*. La *lecture* sera *continue, lente* et *monocorde*.

Les *points de suspensions* sont une *pause d'intégration* de *trois secondes* en moyenne.

Les *traits d'union* sont des <u>*inducteurs d'approfondissement de transe.*</u> La l*ecture* sera *lente*, le ton bas, et le *débit ralenti*.

Les *phrases interrogatives* sont des <u>*inducteurs suggestifs*</u> qui s'adressent au subconscient et déclenche un **dialogue intérieur**.
Par exemple :

« Je me demande si vous pouvez maintenant décider de vous détendre ou de vous *relaxer* ? quel que soit votre choix, l'important au quotidien est que vous soyez… - **relâché** -… - **relâché** - ».

Les *mots doublés* sont des <u>*ancres hypnotiques*</u> qui induisent *un état ou un comportement positif*. Si l'on pose une <u>*ancre avec déclencheur*</u>, il faut *associer un geste, un mot, une vision, un son, une odeur…* à l'état ou au comportement positif.
Mise en garde
L'utilisation des techniques hypnotiques nécessite des connaissances. Vous n'avez pas un couteau en plastique entre les mains, mais un outil de jardinage dont l'usage est précis. Faire germer de nouveaux états, bouger des éléments dans le paysage psychique d'une personne, suppose que vous en maîtrisiez l'art.

LE POINT DE DÉPART

L'hypnose conversationnelle, est le point de départ de l'anamnèse. De nos jours, les communicants ont emprunté certaines techniques de l'hypnose, et ont créé des codes conversationnels. Mais il y a un *HIC*, ce n'est pas de l'hypnose, mais de la communication.
Mais pourquoi depuis le début n'avons-nous pas défini le sujet ? Eh bien oui, qu'est que l'hypnose ?
Vous savez plus de choses que vous ne savez. La carte n'est pas le territoire. Le plus utile c'est un cerveau pour changer.
L'hypnose est un état de conscience différent du niveau de conscience habituel et qu'il vous faudra expérimenter pour apprendre à entrer ou à faire entrer un patient dans cet état.
Je n'entre pas dans les querelles entre savants, sur les longueurs des ondes binaurales. Pour réussir un travail thérapeutique, je n'ai jamais cherché de longueur d'onde - alpha, gamma,

delta, ou thêta -, je me suis juste habitué à être sur la même longueur d'onde que mon patient.

L'hypnose se vit et s'applique au quotidien. Une fois qu'elle sera entrée dans votre quotidien, vous serez prêt.

Pour le métier d'hypnothérapeute, si c'est votre voie, une formation certifiante vous sera nécessaire pour obtenir une assurance responsabilité civile professionnelle. Le métier d'hypnothérapeute ne nécessite pas de diplôme d'état. Néanmoins l'organisme de formation doit être certifié, pour pouvoir délivrer des attestations de formation.

« Avec votre *apprentissage* de l'hypnose… Vous serez calme, écouté, recherché, convainquant. Ce **chemin**… parcourez-le… pas à pas… pas à pas… Alors… **en route…** le chemin est proche, ludique, et accessible. Ce moment… cet instant où vous avez - **décidé** - de vous lancer…, est important pour vous…, le début…, le début de *votre expérience hypnotique* c'est la visualisation de vos bonnes raisons de lire ce livre…, *vivez votre changement*…, de nouveaux *ressentis positifs* prendront forme… votre cadre mental fera appel à votre **imagination**… votre imaginaire, s'ouvrira à vous… un imaginaire créatif… rempli de **ressources insoupçonnées**… un trésor… *enfoui*… **à portée**… imaginez ce trésor **entre vos mains**… je me demande si vous allez partir à la recherche de ce trésor maintenant… ou dès tout à l'heure… »

LE STYLE CONVERSATIONNEL

Le style conversationnel est la clé du travail d'anamnèse en hypnose thérapeutique, et c'est aussi une technique de communication extrêmement puissante utilisée par les orateurs professionnels.
Le style conversationnel est souvent confondu avec l'hypnose éveillée qui est la mise en place d'une attention consciente focalisée. Nous nommons cet état, la supra-vigilance telle que définit par Milton Erickson. Par exemple Erickson mettait son chauffeur en supra-vigilance pour rouler de nuit en voiture par temps de brouillard.
En hypnose conversationnelle les protocoles sont subtilement masqués et surtout très différents. Ils peuvent s'utiliser dans une conversation de la vie quotidienne. Au niveau stratégique, l'hypnose conversationnelle donne l'apparence d'une simple discussion.
Les applications de l'hypnose conversationnelle

sont très différentes, de l'hypnose classique.

En coaching, l'hypnose conversationnelle permet de suggérer d'autres choix de comportements sans être directif.

Dans la relation d'aide l'hypnose conversationnelle permet aux éducateurs, parents, enseignants d'influencer positivement pour favoriser une meilleure relation et une meilleure compréhension de l'autre.

Dans la communication, l'hypnose conversationnelle permet aux managers, publicitaires, hommes politiques, avocats, journalistes, cadres, une communication efficiente et convaincante.

Pour conclure, l'hypnose conversationnelle utilise les techniques de l'hypnose sans induire un état proche du sommeil.

LES BASES DE L'HYPNOSE CONVERSATIONNELLE

L'hypnose de style conversationnel, consiste à dialoguer en conscience avec son interlocuteur, en mobilisant son esprit subconscient, tout en neutralisant son esprit critique.

L'objectif est de focaliser l'attention de son interlocuteur, pour ensuite stimuler ses sens, et favoriser une réponse positive de sa part. L'hypnose conversationnelle mobilise le <u>conscient</u>, qui est régi notre déduction logique et notre esprit d'analyse, *mais en même temps* elle mobilise notre cerveau limbique, qui est le siège de nos <u>émotions</u>, *et aussi* notre cerveau reptilien, qui régit notre <u>inconscient</u> donc nos réflexes de survie et de décisions.

Autrement dit, lorsque l'on utilise l'hypnose de style conversationnel, nous nous adressons <u>**au conscient, à l'émotionnel et à l'inconscient en même temps**</u>.

L'HYPNOSE CONVERSATIONNELLE EN PRATIQUE

Le b.a.-ba de la communication en hypnose conversationnelle est de savoir utiliser un **langage imagé, et des métaphores**, *qui parlent* instantanément à l'**imagination** de notre interlocuteur. De telle sorte que nos messages n'apparaissent jamais comme directifs. Notre rythme de parole doit être lent, clair, simple et fractionné par des silences d'une à deux secondes et ce, tous les cinq à huit mots.

Il faut glisser dans notre langage des mots à consonance sensorielle comme **relaxation**, détente, relâchement, bien être, odorant, goûteux, doux…

Vous devez apprendre à parler comme si vous racontiez une histoire : à propos de vous-même, d'un ami, d'une relation, d'un patient, d'une expérience dont vous avez entendu parler.

<u>Exemple</u>

« Cela fait maintenant quelques minutes que je vous écoute attentivement… depuis que nous avons commencé cette séance… je mesure votre **détermination**… **détermination**… je ne connais personne qui ne vienne me voir sans *motivation* profonde… et avant la séance d'hypnose que nous allons *réussir*… je prends quelques minutes pour *tranquillement*… comprendre… et *confortablement* assis ensemble… nous sommes amenés… à réfléchir sur… ce qui vous a amené… vous Thérèse… à vouloir arrêter de fumer… une amie Annie pour la nommer… à décider… comme vous… d'en finir avec le tabac… elle n'y croyait pas… Annie est encore surprise aujourd'hui… seize mois se sont écoulés… depuis elle a retrouvé du souffle… de l'énergie… Annie a parcouru un chemin… qu'elle ne pensait pas possible sans de grosses privations … Et surtout m'a-t-elle avouée… **le changement… le changement…** est venu… sans effort de volonté… elle avait choisi l'hypnose comme vous Thérèse aujourd'hui… très vite ses doutes et ses craintes… se sont dissipées… elle m'a confessé… François en fait il suffit d'*y croire*… à une vie nouvelle et meilleure… grâce à l'hypnose dès le premier soir… j'ai su que cela allait marcher… Et dire que j'hésitais… je vous parle d'Annie… mais Thérèse pourriez-vous me décrire en terme sensoriel ce que sera votre nouvelle vie sans tabac… »

Nous avons utilisé une technique d'hypnose conversationnelle qui vise à projeter les espoirs du patient, à anticiper ses objections puis à envoyer des messages dont son subconscient avait besoin, et évidemment nous avons préparé la séance d'hypnose.

Pour intéresser votre interlocuteur, il vous faut fabriquer des atomes crochus, cette expression populaire est révélatrice de l'influence qui doit exister entre le patient et le thérapeute. Je cherche des points communs entre mon interlocuteur et moi. Et en fabriquant volontairement des associations de similitudes vous établissez une connexion. C'est un art que de savoir développer une forte connexion entre soi et son interlocuteur pour lui faire réussir le changement qu'il est venu chercher. Cette technique est valable dans toutes les situations de communication. Seulement il faut se souvenir que si vous devenez flagorneur vous serez démasqué. Voilà pourquoi je prétends que c'est un art que de savoir se mettre en connexion avec son interlocuteur. Au début pour vous aider vous pouvez vous servir des techniques de la synchronisation, et de la calibration. La synchronisation est du mimétisme, elle consiste à faire un mouvement identique à celui de son interlocuteur : il croise sa jambe, je croise ma jambe ; il se gratte, je me gratte ; il sourcille, je sourcille. Il existe le mimétisme direct et le mimétisme croisé, dans ce dernier cas j'utilise le côté inverse : par exemple il tend le doigt droit et je tends le doigt gauche. La calibration consiste à observer des points précis en général la couleur de la peau, qui renseigne sur l'état de réceptivité de l'interlocuteur. Certaines écoles insistent tellement avec le mimétisme et la calibration que nous rencontrons des clones qui passent pour des clowns. En un mot il faut entrer en connexion. Mais pas point de caricaturer. Il faut pouvoir penser comme votre interlocuteur. Quelles sont ses convictions, ses croyances, ses valeurs et ses peurs ? En d'autres termes, comment verriez-vous le monde avec le regard de votre interlocuteur ? Il s'agit de comprendre l'état d'esprit de votre interlocuteur, afin d'anticiper sa logique consciente. La synchronisation est une technique essentielle, à condition d'être extrêmement discrète. Il faut éviter de trop mimer les postures, et privilégier de se centrer sur la respiration de votre interlocuteur. Pour la calibration vous modifiez votre respiration et vous observez si votre interlocuteur vous suit. Les personnes qui utilisent le souffle pour se synchroniser sont extrêmement efficaces. À vous de vous entraîner.

Je vous propose un premier exercice que vous ferez après avoir choisi des interlocuteurs. Il ne faut pas dire aux personnes que vous apprenez l'hypnose conversationnelle, mais finasser si vous êtes attrapé.

Mettez-vous à observer : la posture, la respiration, la voix, et le regard, et ensuite noter mentalement vos observations. Puis peu à peu vous allez commencer à vous **synchroniser sur la respiration**, puis doucement vous allez changer votre respiration en la rendant plus lente et plus profonde (mais pas trop), et vous observez si votre interlocuteur vous suit.

Je vous propose un deuxième exercice plus simple, à réaliser sur les mêmes interlocuteurs. Vous allez noter quatre questions à poser pour connaître des habitudes que vous ne leur connaissiez pas à ce jour (hobbies, centre d'intérêt, passion, goût, dernières vacances…). Vous leur poserez ces questions une à une et pas au même moment, et il faudra rester le plus discret possible.

Je vous propose un troisième exercice plus complet. Vous prenez les mêmes interlocuteurs, que vous connaissez un peu mieux maintenant, et vous allez leur raconter une histoire en lien avec un renseignement qu'ils vous ont donné.

Vous devez dans votre histoire introduire des mots à connotation sensorielle : relaxation, détente, cool, agréable, doux,

LES CANAUX SENSORIELS

La vue, l'ouïe, le toucher, l'odorat, le goût sont des ancres qui sont toujours associées aux souvenirs de nos expériences. Il faut imaginer votre cerveau comme un dictionnaire auquel vous référez en permanence pour appréhender une information, pour la décoder, et pour la mémoriser. À moins d'un entraînement à l'hypnose nous possédons tous un canal sensoriel plus dominant. Certains interlocuteurs sont plus sensibles aux mots à connotation **visuelle**. Certains interlocuteurs sont plus sensibles aux mots à connotation **auditive**. Certains interlocuteurs sont plus sensibles aux mots à connotation **kinesthésique**.

Certaines phrases sont évocatrices du canal préférentiel de votre interlocuteur.

« J'ai le poids de mes responsabilités », c'est une expression à connotation kinesthésique.

« Je vois bien ce que tu veux de me dire. », est une expression à connotation visuelle.

« Je suis au en accord avec toi », c'est une expression quant à elle à connotation auditive.

Les personnes à tendance **visuelle** utilisent des mots, à connotation visuelle, parlent assez vite et <u>elles respirent par à-coups</u>.

Les personnes à tendance **auditive**, utilisent des mots, auditifs, parlent assez lentement, et <u>leur respiration est profonde</u>.

Les personnes à tendance **kinesthésique** utilisent des mots, à connotation kinesthésique, elles parlent très lentement, et de façon monocorde, <u>leur respiration est lente</u>.

Je vous propose un quatrième exercice vous allez noter une vingtaine de mots à évocation visuelle puis auditive puis kinesthésique. Ensuite vous allez créer trois histoires qu'un ami à vous aura vécues, en intégrant pour chacune trois mots (un mot par canal sensoriel par histoire) et en plus pour la première histoire vous rajoutez trois mots visuels, pour la seconde vous rajoutez trois mots auditifs et pour la troisième vous rajoutez trois mots kinesthésiques.

Vous avez la clé de l'hypnose conversationnelle.
À vous d'apprendre à créer de bonnes histoires, d'utiliser des métaphores

HISTOIRES ET MÉTAPHORES

Le langage imagé est la base de l'hypnose conversationnelle. C'est à partir du langage imagé que vous rajouterez les techniques de saupoudrage, les silences, les inducteurs et les ancres. Il vous faut donc apprendre à bien raconter de bonnes histoires. Dans mon cabinet vous n'imaginez pas le nombre d'amis ou d'amies, à qui j'ai fait vivre des voyages extraordinaires, qui ont réalisé des changements rapides et inattendus, qui ont eu de la chance. Et chacun de ses amis ou amies, ressemblez - comme par hasard - au client ou à la cliente à qui je racontais une histoire (physiquement, avec les mêmes hobbies, avec les mêmes addictions, les mêmes problèmes, la même envie de changer, les mêmes craintes…).
Le langage imagé est l'outil le plus puissant dans le travail thérapeutique subliminal.

« René un ami, fumait tranquillement chez lui, et il se détendait… après sa journée de travail, un jour il s'est assoupi... heureusement le téléphone a sonné... le canapé était en train de brûler, à cause d'un mégot mal éteint... Cela a provoqué sa **décision** d'arrêter de fumer. Nous avons tous... *une bonne raison... une excellente raison*... de prendre la décision... **décision**... qui entraîne notre volonté... René par exemple a choisi l'hypnose... comme vous... il me disait encore récemment... j'ai eu la volonté au moment ou j'ai vraiment **décidé**... je me suis aidé avec de la tisane, des bonbons sans sucre, et des huiles essentielles... que des choses naturelles... aujourd'hui il est un homme nouveau... il a changé... il est **heureux**... il parle souvent de son expérience comme le moment le plus important de sa vie... il *se sent bien* dans sa vie sans tabac... il a repris le sport et *se sent à l'aise* au niveau respiratoire... et... je vous invite maintenant à vous détendre... et à vous allonger... confortablement... » (**et vous commencer la séance d'hypnose**).

« Nous sommes en train de parler de votre **décision... décision...** de maigrir... de ces dix kilos de trop... visualisez-vous avec votre nouvelle taille... voyez-vous avec votre *nouveau bien-être*... et vous pouvez vous rappeler... ce que vous avez lu sur le site internet de Briare

Hypnose… à propos de la méthode sans régime… voilà pourquoi vous pourrez… manger de tout… ainsi en mangeant de tout en petites quantités… vous allez perdre progressivement et à propos il faudra boire de l'eau… deux litres par jour… et… je vous invite maintenant à vous détendre… et à vous allonger… confortablement… » (**et vous commencer la séance d'hypnose**).

Je vous invite à écrire, puis à travailler vos histoires et vos métaphores. Il faut utiliser, un langage imagé avec des mots de liaison (et, voilà, pourquoi, comme, déjà, alors…), et vos prises doivent faire appel à l'émotion.

« Et comme vous êtes en train d'écrire vos histoires, avez-vous déjà **réalisé** combien **votre capacité d'influence** se *développe…* se *développe* alors entrainez-vous encore et encore. enregistrez vos histoires, écoutez-les, améliorez-les… »

LES TECHNIQUES AVANCÉES

<u>Les affirmations ouvertes</u>
Leur objectif est de susciter l'intérêt et la curiosité de votre interlocuteur pour mobiliser son **imagination** qui sera libre de faire une interprétation.
« Avec l'hypnose, vous accéder à des **ressources**... qui vont *transformer*... votre personnalité, pas à pas, progressivement, vous gommez ce que vous ne voulez plus, et vous mettez en place <u>*ce que vous voulez*</u>... »
Cette affirmation est suffisamment vague pour laisser votre interlocuteur à ses interprétations ? En effet, de quelles ressources parle-t-on ? De quelles transformations parle-t-on ? ? Que va-t-on gommer ? Que va-t-on mettre en place ?
L'utilisation des affirmations ouvertes est une technique très puissante pour focaliser l'attention de votre interlocuteur.
« Il y a un secret pour éviter le stress. L'un de mes amis était tout le temps stressé. Il supportait de moins en moins sa hiérarchie. Ses

collègues l'irritaient et il se mit à les éviter. Et malheureusement, il arriva ce qui devait arriver. Mais, après avoir décidé, un peu malgré lui, car il aurait pu le décider avant, il a pris la **décision de changer**. Cela signifie que l'*hypnose*... est un outil... *très puissant*. et... je vous invite maintenant à vous détendre... et à vous allonger... confortablement... » (et vous commencer la séance d'hypnose).

Quel secret ? Il lui arriva quoi ? l'attention est focalisée, l'imagination prend le relais, le guidage peut débuter.

Les mots stratégiques

Certains mots guident plus l'imaginaire que d'autres vers la séance d'hypnose et devront être utilisés lors de l'anamnèse. Notamment les mots suivants : détente, calme, confort, sensation, imagination. Et notamment les questions suivantes : imaginez-vous, souvenez-vous, ressentez-vous, pouvez-vous.

« Imaginez-vous au bord de la mer, comme lors de vos dernières vacances, la sensation de l'air pur, de l'eau calme, le confort de votre hôtel... retrouvez... toutes ces sensations... et... je vous invite maintenant à vous détendre... et à vous allonger... confortablement... » (et vous commencer la séance d'hypnose).

« Rappelez-vous quand vous avez passé votre

permis de conduire, et que vous doutiez de votre conduite. Admettez-le, aujourd'hui vous n'avez plus de doute sur votre conduite, elle est détendue et vous conduisez sereinement. Eh bien, c'est exactement ce que votre séance d'hypnose va vous faire vivre… un apprentissage… l'assimilation progressive de votre changement… je vous invite maintenant à vous détendre… et à vous allonger… confortablement… » (et vous commencer la séance d'hypnose).

Les verbes stratégiques
Au fil de l'anamnèse l'interlocuteur peut baisser d'attention puis perdre sa concentration, et revenir à ses préoccupations.

Les verbes stratégiques permettent d'éviter ce risque e faisant prendre participer mentalement votre interlocuteur : *je ne sais pas si vous avez déjà pris conscience de, avez-vous déjà pensé à, peut-être avez-vous tenté cette expérience…*

« À écouter vos arguments, qui ont bâti votre décision, vous pourriez encore plus **prendre conscience** des avantages que votre séance d'hypnose va vous apporter. En effet votre travail dépasse votre volonté de laisser le tabac la ou il est, vous allez mieux respirer, retrouver le goût des aliments, les odeurs aussi seront plus reconnaissables, avez-vous pensé à cela ? je vous invite maintenant à vous détendre... et à vous allonger... confortablement... » (et vous commencer la séance d'hypnose).

La voix en hypnose
La voix transporte nos mots, et nous devons apprendre à la moduler en jouant sur **la tonalité** - aiguë ou grave - sur **le rythme** - lent ou rapide - et sur **l'intonation** - monocorde ou variée -. Le ton, le rythme et le volume de la voix, mais aussi et surtout les silences, doivent accompagner l'effet désiré, pour être en adéquation avec les mots. Je ne peux parler de détente... avec une voix forte et un débit rapide. Si je parle de changement... ma voix doit d'abord changer. La voix doit toujours être le reflet de ce que je dis, de ce que je tais, de ce que je pense, c'est un outil de communication précieux.

Trop de personnes gardent une voix douce, monotone, et le thérapeute endort le client. En réalité comme la thérapie doit suggérer un changement à accomplir par son patient, il faut de la légèreté dans la voix pour l'induction, de la profondeur de voix pour l'approfondissement de la transe, et de l' d'autorité dans la prononciation des suggestions.

Il ne faut pas mélanger la voix de l'hypnotiseur et celle de l'hypnothérapeute. L'hypnotiseur est là pour faire du spectacle, alors que l'hypnothérapeute ne se donne jamais en spectacle, il a des patients et non des spectateurs, et les attentes sont différentes.

Mon conseil est que votre premier travail est d'exercer votre voix. Vous vous exercerez en prenant bien le temps d'espacer chaque voyelle des mots. C'est un exercice essentiel. Exercez-vous en articulant bien tout en prenant une voix enveloppante, rassurante et berçante. Il faut prendre son temps, c'est le plus important. Je vous invite à écrire vos scripts, à vous entraîner à les lire, une première fois d'une voix normale avec des pauses d'intégration ou vous compterez un - deux - trois. Puis vous relirez plus lentement avec des pauses d'intégration ou vous compterez un - deux - trois - quatre - cinq - six -. Vous utiliserez un surligneur pour tous les passages ou vous devrez ralentir, puis vous relirez avec des pauses d'intégration ou vous compterez un - deux - trois - quatre - cinq - six - sept - huit - neuf - dix.

Une voix calme et posée est indispensable en hypnose, le thérapeute ne doit pas avoir une voix qui contient du stress, car il en généra sinon chez son patient.

Je vous propose ce dernier exercice. Posez votre main gauche sur votre cuisse gauche, puis lisez l'un de vos scripts sur un rythme à 4 temps d'une seconde à l'endroit des pauses d'intégration : 1.2.3.4. En vous battez la mesure. Exercez-vous jusqu'à ce que ce soit naturel. Ce rythme, je vous invite à l'utiliser dans vos conversations anodines. Dans une phrase il y a toujours un mot important, sur lequel vous pouvez marquer une pause d'intégration.

« Si vous avez lu ce guide… *aujourd'hui*… c'est parce que vous avez *décidé*… de connaître l'hypnose conversationnelle… **maintenant**… vous êtes devenu un **expert**… vous connaissez… la méthode… *à vous*… la pratique… **travaillez** votre **voix**… c'est *le secret*… ».

L'HYPNOSE SANS HYPNOSE

Notre conversation était orientée vers l'anamnèse, mais serait-il possible d'hypnotiser un interlocuteur avec les techniques de l'hypnose conversationnelle. Certainement pas, en thérapie l'hypnose est un état modifié de conscience proche du sommeil. Par contre les techniques de l'hypnose conversationnelle fonctionnent parfaitement en communication.
En majorité les personnes tentent de convaincre avec des arguments directs. Sauf les orateurs, qui discrètement avec les techniques décrites dans ce guide, vont parvenir d'une part à éviter l'esprit critique et d'analyse en ne recourant pas aux injonctions directes, mais d'autre part vont mobiliser l'esprit inconscient de leur(s) interlocuteurs.
Certains prétendent qu'il est possible d'insérer des suggestions cachées dans une phrase innocente. À ce moment-là elle n'est plus innocente. L'esprit critique de vos interlocuteurs risque de réagir, et l'inconscient à la capacité de

déjouer tous les pièges.

Comme il faut être synchronisé à son interlocuteur, d'une part et avoir une parfaite congruence, il est naturellement impossible de tricher. Mais il est possible d'influencer une personne, d'influer sur son choix, et même de la manipuler. Pour bien communiquer il faut être au moins deux, et dans toutes communications il y a une manipulation, la plus commune est celle d'avoir un gagnant et un perdant. Mais dans une communication de qualité, la manipulation consiste à établir un rapport gagnant-gagnant. Dans tous les cas ce n'est pas de l'hypnose mais un jeu d'influence et c'est fondamentalement différent.

Parfois je lis, ou j'entends, qu'il est possible de subtilement inséré une suggestion hypnotique cachée, en utilisant le nom de l'interlocuteur puis en laissant un silence, puis en reprenant en changeant de tonalité de votre voix au moment où vous prononcez la suggestion. Je réponds qu'il est possible avec l'hypnose conversationnelle, de suggérer à son patient ou à son interlocuteur, une vision différente du monde, d'élargir sa carte pour agrandir son territoire. Il n'y a rien de secret, ni de caché, il y a simplement un usage discute et judicieux de techniques conversationnelles.

En conclusion, si vous voulez aider une

personne à réaliser un changement, la technique d'hypnose conversationnelle ne sera pas elle seule suffisante, mais vous aurez réussi le plus difficile qui est de créer le contact et de cibler l'objectif. Mais ensuite il faudra utiliser l'hypnose pour poser les fondations d'un pont vers le futur, pour lui faire réaliser le changement attendu.

Le code de la propriété intellectuelle n'autorisant, aux termes de l'article L. 122 — 5, 2 ° et 3 ° a, d'une part, que les « copies ou reproductions strictement réservées à l'usage privé du copiste et non destinées à son utilisation collective » et, d'autre part, que les analyses et les courtes citations dans un but d'exemple et d'illustration, « toute représentation ou reproduction intégrale ou partielle faite sans le consentement de l'auteur ou des ayants droit ou ayant cause est illicite » (art. L. 122-4). Cette représentation ou reproduction, par quelque procédé que ce soit, constituerait donc une contrefaçon sanctionnée par les articles L. 335-2 et suivant du Code de la propriété intellectuelle.

Le droit d'auteur français est le droit des créateurs. Le principe de la protection du droit d'auteur est posé par l'article L. 111-1 du code de la propriété intellectuelle (CPI) qui dispose que « l'auteur d'une œuvre de l'esprit jouit sur cette œuvre, du seul fait de sa création, d'un droit de propriété incorporelle exclusif et opposable à tous. Ce droit comporte des attributs d'ordre intellectuel et moral ainsi que des attributs d'ordre patrimonial ».

Photographies © licences fotolia
Suivi éditorial © Briare Hypnose
Partenaire éditorial © Amazon LTD
contact : cabinet@briarehypnose.fr
Copyright © briare hypnose2 017
Tous les droits réservés
ISBN-13: 978-1979250979
ISBN-10: 1979250979
Édition 2017

www.ingramcontent.com/pod-product-compliance
Lightning Source LLC
Chambersburg PA
CBHW071548240526
45470CB00022B/1225